AF253942

Conseil central d'Hygiène et de Salubrité de la Loire-Inférieure

RAPPORT

SUR LES

ÉTABLISSEMENTS INSALUBRES

DE LA PRAIRIE AU DUC

PAR B. ABADIE,

Organe de la Commission chargée de les visiter.

NANTES,

Mme Vve CAMILLE MELLINET, IMPRIMEUR DE LA PRÉFECTURE,

place du Pilori, 5.

L. MELLINET ET Cie, succrs.

1886

RAPPORT

SUR LES

ÉTABLISSEMENTS INSALUBRES

DE LA PRAIRIE AU DUC

PAR B. ABADIE,

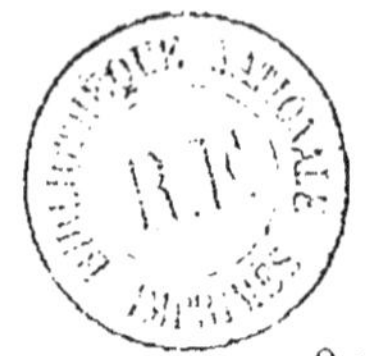

Organe de la Commission chargée de les visiter.

MESSIEURS,

Des industries insalubres existant sur la prairie au Duc, sans être munies de l'autorisation requise par la loi, leurs propriétaires ont été mis en demeure, par l'Administration, d'avoir à faire les diligences nécessaires pour régulariser leur situation. Ils ont, en conséquence, adressé des pétitions à M. le Préfet, qui les a renvoyées à M. le Maire de Nantes pour être soumises à l'enquête de *commodo vel incommodo*.

Par sa lettre du 6 février dernier, M. le Préfet a renvoyé les dossiers de 22 postulants, comprenant leurs pétitions, les dépositions faites à l'enquête par des intéressés, l'avis de M. l'Architecte-Voyer en chef sur chaque pétition et enfin celui de l'un de MM. les Adjoints, formulé d'une manière générale sur l'ensemble de ces pétitions.

Le Conseil a nommé une Commission composée de sept membres : MM. Andouard, Chartier, Demoget, Genevois, Herbelin, Viaud-Grand-Marais et Abadie, chargée de visiter les établissements, de dépouiller les dossiers et de préparer les mesures à proposer à M. le Préfet. Mes collègues m'ont chargé de vous présenter le rapport suivant.

I.

On sait à Nantes combien le séjour de la prairie au Duc, le parcours de la Fosse, quand règne le vent du sud, sont incommodants par les mauvaises odeurs dont l'air est surchargé. C'est surtout le matin, par le temps calme et avant que le soleil n'ait dissipé les vapeurs retenues dans les couches inférieures de l'atmosphère par la fraîcheur de la nuit, que, dans le voisinage des établissements qui nous occupent et à une grande distance, on perçoit des odeurs intenses et repoussantes.

Les étrangers peuvent se demander comment il se fait qu'au milieu d'une agglomération importante de la population d'une grande ville, dans le plus proche voisinage d'une gare de chemin de fer, qui, d'ici à peu de temps, va prendre une extension considérable, on tolère des établissements que la loi relègue à des distances déterminées de toute habitation.

Vous savez, Messieurs, comment cette situation fâcheuse et tout à fait illégale a pu se créer, malgré les efforts que vous avez toujours faits pour la prévenir.

Un coup-d'œil rapide jeté sur l'historique de cette question permettra de faire ressortir à qui incombe la responsabilité d'un pareil état de choses.

II.

La prairie au Duc était, il y a 50 ans, une simple prairie où l'on fauchait le foin, où l'on engraissait les animaux, et où on n'aurait pas probablement toléré des dépôts de vidanges ; car, nous trouvons en effet dans le compte-rendu du Conseil, pour l'année 1835, que pour exercer la profession de vidangeur à Nantes, il faut préalablement justifier de la possession *hors ligne,* d'un terrain de dépôt, autorisé par M. le Préfet.

En 1836, le 31 décembre, le sieur Guérif demanda l'autorisation d'y établir une fabrique d'engrais. Par une lettre du 13 janvier 1837, le Conseil indiquait les mesures à prescrire à l'industriel.

Le 2 juillet suivant, une ordonnance royale autorisait l'industriel aux conditions suivantes :

« 1° Le sang sera conservé en vases clos, d'où il ne sera retiré qu'au fur et à mesure des besoins de la fabrication ;

» 2° Les viandes qui ne seraient pas cuites de suite seront déposées dans un baquet d'eau acidulée pour les préserver de la putréfaction ;

» 3° La cuisson des viandes pour produire les solutions gélatineuses ne pourra être faite que dans un autoclave ;

» 4° Les résidus de matières animales qui ne pourront être pulvérisées et mêlées au noir, ne devront, dans aucun cas, séjourner dans l'établissement ; ces résidus en tas donneraient lieu à des émanations d'odeurs putrides ;

» 5° Le mélange de toutes les substances qui entrent dans la composition de l'engrais devra toujours se faire sous un vaste hangar. »

Mais avant que cette ordonnance ne fût rendue, M. William Derrien, ayant demandé l'autorisation de déposer sur la prairie au Duc les immondices recueillies dans les rues de la ville, il surgit de nombreuses oppositions auxquelles il répondit par une lettre du 19 juin 1837, adressée au Conseil, dans laquelle nous relevons le paragraphe suivant : « Une autre observation plus essentielle, c'est que le lieu que je propose est le seul où le dépôt puisse être fait ; les seules habitations qui pourront en être gênées sont occupées par des industries incommodes : brasseurs, chamoiseurs, teinturiers, raffineurs, fabricants de colle forte. » Ces quatre derniers mots sont soulignés. Cette citation est bien de nature à démontrer qu'à cette époque, il n'existait encore sur la prairie au Duc aucune des industries qui s'y sont fixées plus tard, sans que leurs propriétaires se soient préoccupés de demander une autorisation. S'il y en avait eu, M. Derrien n'eût pas manqué de les signaler et de faire remarquer que son dépôt n'aurait pas dû sensiblement augmenter leurs inconvénients.

A partir de 1837, de nouveaux établissements ne tardèrent pas à être successivement installés sur la prairie au Duc, sans autorisation, le Conseil ayant reconnu le danger d'émettre à cet égard un avis favorable, comme en témoignent des documents conservés dans ses archives. C'est ainsi que le 11 août 1842, répondant à une lettre de M. le Préfet, du 17 juin de la même année, demandant de lui désigner les localités des environs de Nantes où des établissements insalubres seraient le moins nuisibles, le Conseil, après avoir indiqué la prairie d'Amont, celles de la Madeleine et de Mauves, s'exprimait ainsi relativement à la prairie au Duc : « Et si nous ne désignons pas celle-ci, parmi les localités sus-mentionnées, c'est que les vents humides de l'ouest et du sud-ouest nous sembleraient devoir porter sur la ville des émanations des fabriques qui y seraient placées, et que nous regardons cette prairie comme devant être consacrée aux établissements maritimes ou comme pouvant être ornée un jour de belles maisons d'habitation. » Ces termes expriment avec évidence qu'en ce moment encore, il n'y avait pas d'établissements insalubres nombreux sur cette prairie.

En effet, le 3 juillet 1843, le Conseil écrivait à M. le Maire relativement à une demande de MM. Arnous-Rivière et Carié, d'être autorisés à établir un dépôt de noir animal et d'engrais artificiel sur la prairie au Duc. Dans l'état actuel de la localité, rien ne peut s'opposer à ce que l'autorisation soit accordée ; car, aucune habitation ne s'élève dans les limites tracées par les ordonnances. Mais les choses ne resteront pas certainement dans cette position : tôt ou tard des maisons d'habitation seront construites sur les divers points de la prairie au Duc, et alors il pourra arriver ce qui a lieu déjà pour d'autres dépôts, que le dépôt actuellement innocent devienne nuisible et contraire aux ordonnances ; ce n'est donc que sous réserves et aux risques et périls provenant des éventualités que le Conseil admet la convenance de l'autorisation demandée.

Cette même année, nous trouvons, dans une lettre du 10 juillet, l'application de cette jurisprudence du Conseil, au sieur Lemerle, qui avait un dépôt d'engrais en face de l'église de la Madeleine. Cet industriel, amené par les plaintes de ses voisins à régulariser sa position, avait demandé l'autorisation d'établir un dépôt de noir de raffineries sur ce lieu. Le Conseil répondit par un avis défavorable, en alléguant que non seulement il était appris que dans ce chantier on se livrait à la manipulation des matières fécales et des résidus de colle forte, mais que le noir de raffineries en dépôt constituait à lui seul un foyer d'infection très gênant pour les voisins, et de nature à motiver un refus d'autorisation ; en effet, qu'y trouvons-nous, ajoute le Conseil : de la poudre d'os carbonisés, qui, après avoir servi à décolorer le sucre, se trouve chargée : 1° de la matière colorante et de divers détritus de cette substance ; 2° du sang employé à la clarification ; 3° de corps gras qu'on ajoute pendant cette opération, pour empêcher le sucre en ébullition de s'élever par-dessus les chaudières, c'est-à-dire qu'on y trouve un mélange de matières animales et végétales, dont la fermentation incessante dégage des gaz ammoniacaux très dangereux à respirer, sans compter l'insupportable odeur qui s'en exhale et qui, à elle seule, même en la supposant provenir de substances innocentes, constituerait un puissant motif de répulsion des dépôts de ces noirs loin de tout lieu habité.

Après cet avis, on aurait pu croire que ce chantier aurait dû être fermé ; il n'en fut rien. Le 13 janvier 1845, le propriétaire demandait une autorisation temporaire sur laquelle le Conseil émit, à une faible majorité, dit le procès-verbal, un avis favorable.

Pressé sans doute par les plaintes, il adressa une nouvelle demande le 16 novembre 1848 et alors le Conseil répondit par un refus unanime.

Mais le pétitionnaire ne se tint pas pour battu : il alla jusqu'au Ministre, qui, par une dépêche communiquée au Conseil par M. le Préfet, le 10 décembre 1850, donna sa complète approbation à la décision du Conseil.

Toutefois, le tenace industriel n'en resta pas encore là : il fit rédiger une protestation par un avocat près le Conseil d'Etat et la Cour de cassation pour être remise au Ministre qui la renvoya à M. le Préfet pour être communiquée au Conseil. Celui-ci n'eut pas de peine à démontrer que cette protestation reposait sur une fausse supposition. Alors l'industriel modifiant les opérations précédemment pratiquées dans son chantier, offrit de s'astreindre à n'y avoir que des engrais secs et complètement inodores, ce pourquoi le Conseil ne put refuser un avis favorable. Nous ne savons pas comment cette usine ou ce magasin a disparu ; car, depuis de bien longues années, il n'en existe pas à la place qu'il occupait.

Le 12 janvier 1844, M. Pelloutier demandait l'autorisation d'établir sur des terrains de la prairie au Duc des dépôts de noir animal, résidu de raffineries et des fabriques d'engrais artificiels de toute nature.

Le Conseil répondit le 3 février 1844, « qu'en l'état actuel des lieux, il ne voyait pas d'inconvénient à autoriser un simple dépôt, à l'exclusion de toute fabrication, et à la condition de n'occuper qu'un espace restreint dans le terrain désigné, réservant le cas où des habitations particulières viendraient à s'élever dans le voisinage, pour qu'il fût avisé, nonobstant toute autorisation antérieurement concédée, à satisfaire aux nouvelles convenances qui résulteraient du nouvel état des lieux. »

Telle est l'origine de l'autorisation accordée à M. Pelloutier, invoquée en 1855 par des industriels qui se disaient ses successeurs ou ses ayants-droit.

III.

De nouveaux établissements ne tardèrent pas à être successivement installés sur la prairie au Duc, suscitant des plaintes légitimes, qui éclatèrent avec une vivacité particulière à la fin de 1854, où elles se traduisirent dans une lettre de M. le Maire au Conseil de salubrité. M. le Maire accompagna sa lettre de l'état des fabricants d'engrais alors au nombre de 13 seulement, et recommanda au Conseil d'y faire une visite et de lui proposer ensuite les mesures qui seraient jugées utiles et nécessaires.

Le 31 décembre 1854, le Conseil répondit qu'il avait trouvé chez ces industriels, outre les matières fécales déposées dans des bassins, des débris d'animaux, du bouillon de viandes, le tout destiné à être manipulé et mélangé, pour constituer des engrais. Ces conditions placent les lieux où elles sont réunies dans la catégorie des établissements insalubres et incommodes de 1re classe, lesquels, conformément aux décrets, règlements et circulaires qui les régissent, ne peuvent être établis qu'à une grande distance de toute habitation. En conséquence, le Conseil concluait qu'ils ne pouvaient être maintenus dans les lieux qu'ils occupaient.

Le 31 mai 1855, aucune décision n'ayant été prise, conformément à l'avis émis par le Conseil, dans sa lettre du 31 décembre 1854, il écrivit à M. le Préfet en lui signalant la situation de la prairie au Duc, et lui transmettant copie de cette dernière lettre.

Dans le courant de juin 1855, le Conseil fut saisi de demandes d'autorisation pour dépôts de vidanges, dans d'autres lieux que la prairie au Duc, par des personnes installées dans cette dernière, que les injonctions de l'Administration les déterminaient à évacuer. Ces injonctions durent être tellement accentuées que le Conseil, à une réponse pour l'une de ces demandes, avait inséré cette phrase caractéristique : « Au moment où tous les dépôts d'engrais qui existent à la prairie au Duc sont expulsés de ce quartier, leurs propriétaires se trouvent dans l'obligation de chercher une place ailleurs. »

Mais ce désir, cependant fort légitime, avait été trop tôt pris pour une réalité, sans doute parce qu'il s'était présenté sous des apparences trompeuses.

Cependant M. le Préfet répondant à la lettre du Conseil du 31 mai précitée, lui écrivait le 27 septembre 1855 qu'avant de prendre, s'il y a lieu, des mesures de rigueur contre les industriels qui exploitent les usines dont il s'agit et pour se mettre à même de statuer en parfaite connaissance de cause, il a mis, le 13 juillet dernier, chacun des 13 industriels désignés dans notre lettre du 31 décembre 1854, adressée à M. le Maire de Nantes, en demeure de lui faire savoir, dans un délai de 15 jours, en vertu de quel acte administratif il avait fondé, dans le quartier de la prairie au Duc, un dépôt d'engrais ou de matières fécales. La plupart des propriétaires ou exploitants des usines dont il s'agit, ajoute M. le Préfet, ont répondu à la mise en demeure qui leur était faite : l'un d'eux, M. Pommereuil, se dit aux droits de M. Pelloutier qui a obtenu anciennement l'autorisation de créer une fabrique d'engrais sur la prairie au Duc ; les autres s'appuient sur l'ordonnance royale du 2 juillet 1837, qui a autorisé le sieur Guérif à établir une fabrique de noir d'engrais sur ladite prairie. M. le Préfet prie le Conseil de vouloir bien examiner les pièces jointes à sa lettre et de les lui renvoyer ensuite avec son avis et ses propositions sur la suite qu'il convient de donner à cette affaire.

Le 10 octobre 1855, le Conseil répondait : « En ce qui concerne M. Pommereuil, il ne justifie d'aucune autorisation à lui personnelle. (Et nous savons, par ce que nous venons d'en dire, ce que vaut celle de M. Pelloutier.) La preuve qu'il n'est pas bien certain de son droit, c'est qu'il demande un délai, au cas où son usine serait supprimée.

» En ce qui concerne M. Bretaut-Billou, qui a succédé indirectement au sieur Guérif, le cas est différent, puisque celui-ci était autorisé par l'ordonnance royale du 2 juillet 1837, que nous avons reproduite. Mais cette autorisation n'était accordée que pour la fabrication du noir animalisé par le procédé de MM. Payen et Salmon ; tandis que dans l'usine de M. Bretaut-Billou on se livre à des opérations complètement différentes et qui consistent dans des dépôts de matières animales putrescibles absolument proscrites par l'ordonnance précitée. En effet, le Conseil avait trouvé dans ce chantier une immense fosse remplie de matières fécales non désinfectées et qui, selon les besoins, étaient mélangées à de la tourbe. Le Conseil avait conclu que M. Bretaut-Billou ne saurait plus appuyer ses droits sur l'ordonnance précitée, puisque, depuis de longues années, les prescriptions qu'elle avait prévues étaient complètement négligées et que, d'ailleurs, dans cette usine, il se pratiquait des opérations toutes différentes de celles pour lesquelles ladite ordonnance avait été délivrée.

» Quant aux autres industriels qui prétendent devoir profiter du bénéfice de cette ordonnance, il est évident que celle-ci ne peut s'appliquer ni à aucune de ces personnes, ni à aucun des locaux où se trouve leur exploitation : de telles autorisations sont en effet exclusivement personnelles. »

Cette fois encore nos vœux ne furent pas accueillis ; aussi le Conseil renouvela-t-il, le 8 mai 1856, la demande à M. le Préfet, qu'il avait formulée, le 31 mai 1855, en reproduisant les mêmes motifs, y ajoutant les plaintes nouvelles qu'il avait reçues et la constatation de l'aggravation de la situation par la création d'usines nouvelles ou l'augmentation de l'importance des anciennes.

Ce n'est qu'en août 1857 que M. le Préfet renvoya le dossier au Conseil, en lui demandant de formuler son avis de nouveau et de lui indiquer les motifs sur lesquels devraient s'appuyer les décisions qu'il pourrait être appelé à prendre.

Le 11 août 1857, le Conseil envoya un long rapport résumant les motifs précédemment formulés et qui se terminait par les conclusions suivantes ; « en conséquence :

» Vu la nature conditionnelle et temporaire de l'autorisation accordée à M. Pelloutier ;

» Vu la défense qui y est faite de se livrer à la fabrication des engrais dans les chantiers qui lui appartiennent, où de simples dépôts ont été autorisés ;

» Vu les termes de l'ordonnance royale précitée qui autorise le sieur Guérif à fabriquer du noir animalisé dans des conditions déterminées, mais n'établit nullement le droit de manipuler les matières fécales ou autres substances putrescibles dans le même chantier ;

» Vu l'absence complète d'autorisation personnelle pour les sieurs Pommereuil, Debray, Bigucy, Leblanc aîné, Jonquier, Stanislas Legal, Calard, Legal-Chevreuil, Séchez et Graton ;

» Vu la mauvaise tenue desdits établissements et l'infection qu'ils répandent dans le quartier ;

» Vu l'augmentation du nombre des maisons d'habitation à la prairie au Duc ;

» Le Conseil est d'avis :

» 1° Que tous les établissements susdits soient immédiatement supprimés ;

2° Que d'ici à un mois ou six semaines, ils aient quitté les
lieux. »

Le Conseil avait alors des raisons de croire que ses vœux
allaient enfin être exaucés ; mais des influences en faveur
d'intérêts industriels plus ou moins personnels furent plus
puissantes que le besoin, pourtant si légitime, de faire appliquer la loi. L'autorité administrative ne donna aucune suite
aux justes réclamations du Conseil.

On comprend qu'après l'insuccès d'une campagne si active,
le Conseil n'ait pas, dans les années qui ont suivi, renouvelé
ses instances, quoiqu'il n'ait jamais laissé échapper une
occasion pour exprimer ses doléances, n'aurait-ce été que
pour affirmer le bien fondé de la persistance de son opinion.

C'est ainsi que le 15 mars 1870, le Conseil consulté sur
une demande de MM. Legal-Chevreuil, d'être autorisés à
carboniser les os dans leur usine de fabrication d'engrais
qui n'était pas autorisée, écrivait à M. le Préfet :

« Le Conseil croit devoir rappeler qu'il y a quelques
années, il signala l'état d'insalubrité du quartier de la
prairie au Duc, résultant d'établissements de première classe
installés là sans autorisation : il proposa des mesures pour
faire rentrer ces établissements dans la légalité, soit qu'ils
dussent recevoir une autorisation selon les formes, soit qu'ils
dussent être renvoyés de ce quartier. Des intérêts majeurs
que le Conseil n'est pas à même d'apprécier, s'opposèrent
sans doute à ce qu'il fût donné suite à ses propositions. Les
industriels continuèrent à jouir de la tolérance dont ils
étaient l'objet depuis longtemps. C'est sans doute en s'ap-
puyant sur cette tolérance que MM. Legal-Chevreuil ont
adjoint à leur industrie de fabricants d'engrais la carboni-

sation des os. Le Conseil ne pense pas que cette nouvelle industrie puisse aggraver l'insalubrité du quartier, et il lui paraîtrait injuste que l'impunité qui est acquise à la manipulation des matières fécales et aux produits de l'équarrissage fût refusée à la carbonisation des os. En émettant cet avis le Conseil déclare que son opinion n'a pas varié sur la situation illégale de ces établissements ; mais en ce moment il se borne à établir la comparaison entre les anciennes et la nouvelle industrie. Or, cette dernière ne lui paraît pas apporter une aggravation sensible à la salubrité. Toutefois et sans que les industriels puissent considérer les mesures dont ils seraient l'objet comme une autorisation, le Conseil croit devoir proposer, pour diminuer l'incommodité dont les voisins se plaignent, etc. »

Dans sa séance du 28 août 1870, sur des plaintes suscitées contre cette industrie, le Conseil se référant à sa lettre précédente, déclara n'avoir rien à y ajouter.

Le 29 novembre de la même année, répondant à une demande de M. Pelloutier, le Conseil émit un avis identique à celui qu'il émettait le 28 août en faveur de MM. Legal-Chevreuil, en déclarant que son industrie pouvait être autorisée temporairement ; mais ce dernier mot fut l'objet d'une observation de M. Pelloutier, et dans sa lettre du 20 avril 1871, le Conseil répondit : « Ayant sans cesse sous les yeux cet état de choses regrettable qu'il espère un jour voir disparaître, le Conseil a pris l'habitude de demander toujours que l'autorisation accordée aux industriels qui veulent créer de nouveaux établissements sur la prairie au Duc soit temporaire.

Cependant, considérant qu'au point de vue légal les autorisations de cette nature sont toujours temporaires, par cela seul qu'elles sont subordonnées à une parfaite exécution des mesures prescrites, le Conseil ne verrait pas d'inconvénients à ce que l'autorisation de M. Pelloutier fût accordée purement et simplement avec l'obligation de remplir toutes les mesures indiquées.

IV.

Mais les usines insalubres se sont successivement multipliées et agrandies sur la prairie au Duc, en même temps qu'il s'y créait, non assurément à leur intention, de nouvelles habitations, des industries non insalubres, de nouvelles voies, et une gare de chemin de fer qui, dans quelques jours, va acquérir une importance considérable.

Ces nouvelles conditions et l'aggravation des mauvaises odeurs, qui se répandent au loin des lieux d'où elles s'exhalent, ont provoqué de nouvelles protestations publiques et ravivé l'émotion du Conseil qui a cru de son devoir de renouveler ses plaintes à M. le Préfet. Ce magistrat a mis les industriels en demeure de se pourvoir, afin d'obtenir, s'il y a lieu, l'autorisation prescrite par la loi.

Vingt-deux ont répondu à cet appel en adressant leurs pétitions à M. le Préfet et ont été l'objet d'un examen approfondi de votre Commission.

V.

La Commission, après que chacun de ses membres a eu pris connaissance du dossier qu'ils se sont remis tour à tour, s'est réunie et s'est trouvée au complet pour opérer la visite de chaque établissement. Il en est deux qui se trouvent dans des conditions exceptionnelles et auxquels nous consacrerons deux paragraphes spéciaux : ceux de Mme v^e Gondolo et de MM. Pilon frères.

Dans les vingt autres, d'importance variable, nous avons trouvé les matières suivantes, que nous allons présenter en deux catégories, selon qu'elles sont ou non de nature à nuire à l'hygiène.

**

Parmi les premières, nous rangerons les vidanges, le sang, les débris de poissons, la chair, les déchets de suiferies, la corne, les poils, les débris de cuir, le guano, le noir de raffinerie.

Les vidanges se présentent sous trois conditions différentes :

1° Dans quatre chantiers, les vidanges occupent des cuves à très grandes surfaces, à ciel nu, recouvertes de panneaux mal ajustés ou simplement de planches volantes. Ces matières sont destinées à être mélangées sur place avec de la tourbe. Ce mélange, après avoir été desséché au soleil, est livré au commerce ; ou bien elles sont vendues e nature, soit à des fabricants d'engrais du voisinage, soit à des jardiniers de la banlieue, chez lesquels on les transporte. Dans l'une de ces quatre usines, les matières liquides sont distillées pour en séparer l'ammoniaque et l'utiliser pour la fabrication du sulfate d'ammoniaque ;

2° Dans sept chantiers, nous avons rencontré des cuves de dimensions variables, remplies de vidange devant servir au jaillage de la tourbe ;

3° Dans quatre, on avoue recevoir, au fur et à mesure des besoins, de la vidange, pour être immédiatement mélangée avec de la tourbe ou du charbon de warech. Dans l'une de ces dernières, nous avons trouvé de l'urine enfermée dans des barriques.

Un industriel qui a dans son magasin du sang sec, qui ne répand pas d'odeur et est destiné à être mélangé au noir de raffinerie, a une cuve dans laquelle nous n'avons pas trouvé de matières fécales, mais qui nous paraît suspecte d'en recevoir.

Un autre a du sang, des déchets de suiferies et des poils, déchets de corroiries.

Enfin un dernier n'a dans son chantier que du sang.

Les débris de poissons, la chair plus ou moins sèche se rencontrent chez quelques fabricants.

La corne destinée à être torréfiée, les os et les débris de cuirs traités à la vapeur n'ont été rencontrés que chez un seul.

Ainsi qu'on le voit, chez 18 fabricants sur 20 existent des matières animales putrescibles.

Parmi les substances qui n'ont pas des propriétés nocives se rencontrent la tourbe, le charbon de warech, le phosphate de chaux minéral, la poudre d'os dégélatinés, le sulfate d'ammoniaque, la charrée et l'acide sulfurique.

VI.

Si nous jetons un coup-d'œil sur les manipulations dont ces diverses substances sont l'objet, nous rencontrons en première ligne la distillation des liquides des vidanges pour la fabrication du sulfate d'ammoniaque, pratiquée dans un vaste local, clos en planches mal jointes et dans lequel des vapeurs épaisses développent une odeur suffocante, qui s'étend au loin et qu'il suffit d'avoir ressentie une seule fois dans l'intérieur de l'usine pour concevoir que celle-ci doive être immédiatement supprimée.

L'amoncellement des matières fécales et des urines dans d'immenses cuves donne également lieu à des odeurs infectes fort intenses ; mais celles-ci acquièrent encore un plus haut degré, quand les matières sont remuées pour en opérer le mélange avec des substances absorbantes, opération qui se pratique au moins dans 15 des établissements qui nous occupent.

La torréfaction de la corne, le traitement des os et des déchets de cuirs par la vapeur, sont des opérations répandant dans l'atmosphère des odeurs fort désagréables et dont l'action s'étend au loin. Elles ne sont pratiquées que dans un chantier.

Le sang contenu dans des barriques arrimées dans un vaste magasin clos est en notable proportion extrait de ces vases, pour subir dans une grande cuve un fouettage, à l'aide d'un agitateur qui la traverse et qui est mu par une petite machine à vapeur. Une partie de ce sang est livrée aux raffineurs ; mais celui qui est en excédent doit être directement transformé en engrais. Pour cela il est traité dans un vase par un sel de fer qui le coagule ; puis il est étendu dans la cour pour être séché au soleil. Le sang corrompu répand une mauvaise odeur. Nous avons pu nous convaincre que même celui qui était à sécher était fort odorant. Un seul établissement se trouve dans ce cas.

Les amas de débris de poissons, de viandes incomplètement sèches, répandent aussi, surtout quand on les remue, des odeurs insupportables. Nous avons rencontré ces substances dans plusieurs usines.

On sait combien les magasins de guano répandent dans l'air une odeur pénétrante d'ammoniaque ; mais comme on a intérêt à conserver ce précieux engrais dans des lieux clos, il est à remarquer que cette odeur ne s'étend pas très loin.

Il n'en est pas de même des noirs de raffinerie animalisés et de la poudrette, mis en tas considérables dans les cours : ici l'odeur est intense et bien de nature à justifier les précautions que la loi a prévues pour ces simples dépôts, dont l'influence s'exerce d'ailleurs en raison des grandes masses d'où les odeurs s'exhalent. Dans un établissement bien tenu du reste, où une immense cour réunissait de nombreux tas de ces engrais, on percevait une forte odeur, bien que dans les ateliers de l'usine on ne se livrât à aucune manipulation.

Dans beaucoup de ces usines se rencontrent des montagnes de phosphates de chaux naturels ou superphosphatés. Soit que ceux-ci aient subi le superphosphatage dans l'usine même, soit qu'ils soient venus du dehors ainsi préparés, leur accumulation, de même que celle de la tourbe, du charbon de warech, de sulfate d'ammoniaque, ne présente aucun inconvénient.

Le phosphate naturel, en nodules ou en pierres assez denses, est soumis dans beaucoup de ces usines à une opération qui consiste à le réduire en poudre, à l'aide de grosses meules mues par la vapeur. Cela ne présente aucun inconvénient.

Mais le superphosphatage de cette poudre à l'aide de l'acide sulfurique engendre des vapeurs très denses dans lesquelles il y a de l'acide sulfureux et de l'acide fluorhydrique fort désagréables à l'odorat. Cette opération se fait tantôt en plein air, ce qui est un avantage pour les ouvriers, mais un inconvénient pour les voisins, tantôt dans un magasin clos, circonstance dans laquelle les avantages et les inconvénients sont intervertis. Dans deux usines, l'opération se fait dans une caisse close, munie d'un agitateur mécanique pour opérer le mélange et communiquant par un conduit avec la cheminée dont le tirage aspire toutes les vapeurs qui ne sont ainsi versées que dans les régions supérieures de l'atmosphère.

Telles sont les substances accumulées dans les établissements de la prairie au Duc et les opérations auxquelles elles donnent lieu.

VII.

Les oppositions à l'enquête sont très nombreuses et extrêmement énergiques, surtout contre les usines réputées à tort ou à raison comme les plus nuisibles.

547 signataires, en tête desquels figure M. Cuny, 1er adjoint, en qualité d'inspecteur principal des chemins de fer de l'État, ont adhéré à une protestation contre le maintien des usines de la prairie au Duc ; cependant « ils pensent qu'une restriction pourrait en toute rigueur être

consentie en faveur des entrepôts de noir, à l'exclusion absolue toutefois des fabriques de produits dangereux pour la santé. » 58 déposants, dont 18 en faveur du maintien des établissements, figurent au procès-verbal d'enquête. Parmi les 40 opposants se remarquent de grands industriels et des propriétaires du quartier, des membres de la Commission des hospices et des habitants de la Fosse et des rues qui lui sont perpendiculaires, lesquels affirment que les odeurs parviennent jusque dans leurs appartements, dont ils sont obligés de tenir les fenêtres fermées, par le règne des vents du sud.

VIII.

L'avis formulé par M. l'Adjoint mérite de fixer l'attention du Conseil en ce sens qu'il tend à inaugurer une nouvelle jurisprudence de nature à modifier profondément le but de la loi. Il distingue d'abord les établissements : 1° en simples dépôts ou usines de manipulation de matières minérales ; 2° en dépôts de matières fécales et fabriques de poudrette ; 3° en fabrication d'engrais par chauffage de matières animales.

Pour lui il y a solidarité entre la manipulation des matières minérales et les dépôts de vidanges ; si bien que si l'on éloignait celles-ci, il en résulterait le déplacement graduel des dépôts d'engrais, ce qui ferait un désert d'un quartier tout industriel.

Pour concilier les légitimes exigences des réclamants et les intérêts d'une importante industrie, il propose de n'autoriser la vidange des cuves que quelques jours après la déclaration qui devra être faite à la mairie. Moyennant 1 fr. versé par le déclarant, la voirie se chargera d'opérer la désinfection des matières avant leur enlèvement. Dans les dépôts, elles seront conservées dans des fosses étanches et voûtées. Leur manipulation à l'air libre ou sous hangar ouvert sera interdite. Leur mélange devra être fait avec des tourbes carbonisées.

M. l'Adjoint excepte de ses faveurs la calcination des matières animales, poissons, cuirs, etc., la fabrication du sulfate d'ammoniaque, ainsi que la manipulation et le desséchement du sang généralement putréfié.

Votre Commission est principalement frappée de l'avis de M. l'Adjoint sur la solidarité qui existe entre le dépôt et la manipulation des substances minérales, d'une part, et le dépôt et la manipulation des matières fécales, d'autre part ; de sorte qu'il doit résulter de cette solidarité que c'est en vain que l'on offrirait aux fabricants l'autorisation de traiter les matières de la première sorte, ce qui serait sans inconvénient pour la santé et la commodité, si on doit leur défendre de recevoir des matières fécales.

Mais, M. l'Adjoint se met en opposition avec la loi, quand il propose d'autoriser le dépôt et la manipulation des vidanges au milieu d'un centre de population.

C'est en vain qu'il propose la désinfection des matières dans des conditions qui ont quelque bizarrerie, en ce que confiée à l'Administration, celle-ci assumerait une responsabilité qui ne semble pas compatible avec son caractère. Mais, en outre que, même bien appliquée, elle ne conserve que pour un temps assez restreint son influence sur de grandes masses de matières, cette désinfection est toujours exigible par application du règlement, même quand le dépôt qui doit recevoir les matières se trouve dans un état d'isolement et d'éloignement légaux.

IX.

Les dépôts de vidanges, de sang, de chairs putrescibles,

de débris de poissons, la torréfaction de la corne, le traitement des os et des débris de cuir par la vapeur, constituent des établissements insalubres, rangés dans la première classe par le décret du 15 octobre 1810 et qui ne peuvent être autorisés que sur des terrains éloignés de toute habitation.

En ce qui concerne les vidanges, même quand le dépôt qui doit les recevoir a pu être autorisé dans la condition précitée, ainsi que nous venons de le dire, il est expressément prescrit qu'elles soient désinfectées avant leur extraction de la fosse d'aisance.

Mais les dépôts de noir de raffinerie ou animalisés et ceux de poudrette constituent aussi, suivant le même décret, des établissements de première classe : ce doit être à juste titre, au moins quand il s'agit de grandes masses et surtout quand celles-ci sont exposées à l'air libre ou sous des hangars ouverts.

Certes, votre Commission reconnaît que si les industriels voulaient s'astreindre à appliquer à leur fabrication les perfectionnements que la science permettrait de réaliser, il pourrait être apporté dans les usines qui nous occupent de réelles améliorations, sans que, cependant, elles dussent, par ces moyens, être soustraites aux exigences du règlement en ce qui les concerne. Mais à voir le détestable état dans lequel beaucoup d'entre elles se trouvent, et nous rappelant aussi combien sont négligées, dans les établissements autorisés, les prescriptions qui leur sont imposées, elle croit plus que jamais de son devoir de rappeler l'application stricte de la loi.

Combien de fois le Conseil a exprimé le désir qu'une inspection compétente des établissements insalubres fût organisée : elle aurait pour but de veiller sur l'exécution des mesures prescrites et d'empêcher qu'une industrie insalubre puisse s'organiser avant préalable autorisation.

Combien l'Administration se serait épargné de difficultés, si elle avait empêché les industriels de s'installer sur la prairie au Duc, où ils savaient bien qu'une autorisation ne pouvait leur être accordée.

Le Conseil de salubrité doit s'estimer heureux d'avoir été prévoyant et d'avoir constamment refusé un avis favorable à des demandes d'autorisation pour les fabriques d'engrais dans ce quartier, et de n'y avoir accepté les simples dépôts que sous condition que les alentours ne se peupleraient pas.

Si l'avis de M. l'Adjoint était suivi, on se créerait des difficultés insurmontables, le jour qui ne serait certes pas éloigné, où, pour rendre la vie supportable aux habitants de ce quartier, on devrait recourir à une sorte d'expropriation pour cause d'utilité publique de ces établissements illégalement autorisés.

Aujourd'hui du moins nous nous trouvons en présence d'intéressés qui, acceptant les conditions dans lesquelles ils se sont installés, savaient parfaitement quelles chances ils courraient, le jour où, la loi à la main, on fermerait leurs usines.

X.

Les industriels cherchent bien à s'abriter sous l'intérêt que présente leur commerce et les services qu'il rend à l'agriculture. Pour protéger ces deux éléments de la richesse publique, on va jusqu'à leur sacrifier la protection réclamée par l'hygiène.

Eh bien ! quoique l'hygiène n'ait rien à y voir, sont-elles donc si respectables ces industries, chez quelques-uns de ceux qui les exercent, quand on les surprend transformant à grands frais d'extraction, de transport, de mouture, des pierres schisteuses, substance absolument inerte, contre lesquelles nos malheureux et naïfs paysans échangent leur argent, fruit de leurs veilles et de leur sueur ?

Voici comment le regretté et honnête Bobierre qualifie cette manœuvre dans son livre intitulé : *Simples notions sur l'achat des engrais :* « L'acte des fabricants recourant à la poudre de schiste n'est entrepris que dans un but coupable ; c'est là une vérité incontestable. »

Les amis de l'agriculture se sentent navrés en passant à côté de ces montagnes de pierres que des ouvriers transformeront en poussière à grands efforts de bras, sans que la substance en doive acquérir la moindre valeur. Quelle idée veut-on qu'un brave ouvrier travaillant dans ces conditions, conçoive de la probité commerciale de son patron.

On demande à l'hygiène de céder une part de ses justes exigences en faveur de l'agriculture : cela serait peut-être censé si c'était pour lui rendre service ; mais lorsqu'au contraire, parmi ceux en faveur desquels l'hygiène se sacrifierait, il s'en trouve qui sont tout prêts à profiter d'une telle indulgence pour s'enrichir aux propres dépens de l'agriculture, on conviendra qu'il y a mieux à faire que de s'apitoyer sur le sort, qu'après tout, ils se sont eux-mêmes créé.

Certes, parmi les fabricants d'engrais, il y en a beaucoup de fort honnêtes : la Commission est heureuse de leur donner ce témoignage ; mais il en est malheureusement quelques-uns que nos critiques atteignent : il nous a paru opportun de mettre ces critiques en relief pour les opposer à l'intérêt, peut-être bienveillant à l'excès, que ces industriels prétendent mériter.

XI.

Votre Commission est très perplexe pour vous signaler les usines dont le maintien pourrait être moins nuisible que celui

de certaines autres, en présence des exigences de l'hygiène
et de la légalité : vous savez, par expérience, combien les
industriels sont portés à dépasser les limites dans lesquelles
l'autorisation les avait enfermés ; vous n'ignorez pas non plus
combien ils négligent de se conformer aux prescriptions qui
leur sont imposées : aussi, votre Commission croit convena-
blement remplir son rôle, en vous demandant de n'appuyer
que des propositions en parfait accord avec la légalité, laissant à l'Administration le soin de juger quel délai sera accordé
à certains industriels, dont les opérations sont le moins nuisibles, tout en exigeant de ces derniers l'application,
pendant ce délai exactement fixé, de mesures d'amélioration,
de manière à atténuer les inconvénients existants.

Mais il est des établissements qu'il est urgent de supprimer
immédiatement ; car nous sommes convaincus qu'il est de
leurs voisins, qui, dans l'opinion publique, portent une large
part de leurs péchés, parce qu'on attribue à ceux-ci la source
de certaines incommodités qui ne leur appartient pas.

En les examinant particulièrement, nous vous ferons les
propositions que notre étude nous aura suggérées.

M. PAGE.

L'usine Page est un foyer d'infection insupportable : au
milieu d'une vaste cour close de murs peu élevés, existent
des cuves remplies de vidanges, recouvertes de planches
volantes, se chevauchant comme les ardoises d'une toiture.
L'étendue de leur surface est au moins de 300 mètres
carrés.

Sur l'un des côtés de la cour existe un vaste hangar clos
de planches mal jointes et où s'opère la fabrication du sulfate
d'ammoniaque.

Cette fabrication est naturellement rangée dans la 1re classe
et il est en outre recommandé que les liquides à distiller

soient toujours maintenus dans des appareils hermétiquement fermés, sans en excepter le bac de saturation rempli d'acide sulfurique où le gaz ammoniaque doit se rendre pour donner naissance aux cristaux de sulfate d'ammoniaque.

D'après la déclaration de M. Page, toutes ces conditions seraient réalisées dans son usine.

Mais votre Commission s'est convaincue qu'il se dégage des appareils de distillation une vapeur très épaisse, d'une odeur suffocante, qui s'étend fort loin.

A lire la déclaration de l'industriel, son usine serait un modèle d'installation et rendrait à l'hygiène de la ville les services les plus éclatants.

Mais votre Commission n'hésite pas à la classer la première parmi les plus infectes du quartier et à vous proposer d'en demander la suppression immédiate, d'accord en cela avec M. l'Adjoint et M. l'Architecte-Voyer en chef.

M. LEROY.

Ici les cuves, d'une superficie de 160 mètres carrés, sont sous un hangar et fermées par des panneaux assez bien ajustés.

On livre beaucoup de matières pour le dehors, le reste est mélangé sur place avec de la tourbe et séché ensuite au soleil.

La suppression de cette usine, quoique dans de meilleures conditions que la précédente, s'impose dans l'intérêt de l'hygiène, malgré l'avis contraire de M. l'Adjoint et de M. l'Architecte-Voyer en chef.

Celui-ci a adopté une variante à introduire dans les termes de l'autorisation qui « ne serait que de pure tolérance, que le Maire se réserve de retirer, en faisant disparaître l'établissement, si le pétitionnaire ne se conforme pas en tous points aux cinq conditions ci-dessus spécifiées, » et qui sont la désinfection préalable, le dépôt dans des cuves étanches et voûtées, le mélange avec de la tourbe carbonisée, à l'exclusion des phosphates, l'interdiction des manipulations à l'air libre, la défense de déverser les liquides en excédent dans les canaux ou dans la Loire.

La Commission doit faire observer d'abord que l'autorisation et la suppression des établissements de cette nature ne sont pas de la compétence de l'Administration municipale ; en second lieu, que cette autorisation, de pure tolérance, deviendrait absolument légitime, tant que l'industriel se serait conformé aux cinq conditions indiquées ; ce qui serait la consécration d'une illégalité et une source de difficultés dans l'avenir.

Votre Commission persiste donc à vous proposer de demander la suppression de cet établissement.

MM. HÉMION FRÈRES.

Des cuves représentant 144 mètres carrés de superficie et ayant 3 mètres de profondeur, sont établies à découvert, mais recouvertes de panneaux assez bien joints et contiennent de grandes masses de vidanges. Une certaine proportion de celles-ci est livrée aux fabricants du voisinage.

Ce qui reste est mélangé avec de la tourbe, et ce mélange est ensuite déposé sous un hangar, dans un encaissement à fleur du sol, entouré d'une bordure en planches haute d'un mètre environ. Quand il y a acquis une certaine consistance, il est étendu dans une aire, au soleil, pour y être séché et ensuite livré au commerce.

Ici, l'avis de M. l'Architecte-Voyer en chef est littéralement conforme à celui qui concerne les frères Hémion.

Votre Commission vous propose la même conclusion que celle qui a été appliquée à ces derniers, la suppression.

M. VERSET.

Ici, l'atelier est à l'état on pourrait dire le plus primitif : de vastes cuves d'un côté, mal recouvertes et en plein vent. En face, un petit hangar ouvert, où sont déposés les engrais fabriqués, en très petite quantité.

L'industriel a semblé à la Commission s'attacher surtout à livrer à ses voisins et aux jardiniers les matières de vidange en nature.

Mêmes conclusions que pour MM. Hémion frères, de la part de M. l'Architecte-Voyer et de votre Commission : suppression.

MM. BRUGUIÈRES, CLÉMENCEAU ET Cⁱᵉ.

Nous nous trouvons ici en présence de l'une des usines les plus importantes du quartier. Il y a des cuves pour les vidanges, en proportion beaucoup plus faible que dans les précédentes, des débris de poissons et des chairs pulvérisés, des déchets de cuirs et des os secs, traités à la vapeur, des cornes à torréfier, des noirs de raffinerie, des guanos, des phosphates à broyer et à traiter ensuite par l'acide sulfurique, de la tourbe ; le tout destiné à être manipulé et mélangé à l'aide d'une importante machinerie.

Cette usine a été particulièrement visée par les opposants ; mais il est probable qu'une partie des reproches qui lui sont adressés dépendent de son voisinage de l'usine Lepage, placée un peu à l'ouest et dont les vents de cette direction projettent les odeurs bien au-delà de la limite du périmètre de celle qui nous occupe.

Votre Commission, d'accord avec M. l'Architecte-Voyer, vous demande de proposer sa suppression dans le délai le plus rapproché possible.

M. PILLET (Georges).

Cette usine a encore une grande importance, notamment par la grande proportion de guano réunie dans des magasins parfaitement clos.

Il y a trois cuves contenant des matières fécales destinées à être absorbées par la tourbe.

Dans de vastes magasins se trouvent de la charrée, des phosphates, des noirs de raffinerie, des poudres d'os, des déchets de poissons, des chairs, pour le tout être mélangé et constituer des noirs préparés réunis en quantités considérables pour être livrés aux cultivateurs.

L'acidification des phosphates s'opère à l'aide d'un appareil clos, d'où les vapeurs sont dirigées vers une cheminée particulière de 12 mètres d'élévation. De cette façon, les ouvriers qui dirigent cet appareil ne peuvent pas être incommodés.

M. Pillet, dans sa déclaration, n'a pas indiqué ce qui, dans son usine, est le plus contraire à l'hygiène. De plus, il énonce que les membres du Conseil ont visité plusieurs fois son usine et qu'ils lui ont déclaré qu'il n'y avait rien qui pût être contraire à l'hygiène. Il n'indique pas l'époque où ces visites auraient eu lieu.

M. l'Architecte-Voyer émet un avis favorable à l'autorisation, sous la restriction de pure tolérance, en déclarant que dans cet atelier il existe un dépôt d'engrais minéraux et qu'il s'y pratique des manipulations d'engrais divers, sans autre désignation. Il s'appuie, pour étayer cet avis, sur cette circonstance qu'il n'y a que peu ou point d'odeurs désagréables et que cet atelier se trouve avoisiné par d'autres industries analogues, toutes groupées dans le même quartier, si bien que si les autres servent à justifier celle-ci, cette dernière pourra ensuite être invoquée elle-même pour justifier les autres.

Du reste, M. l'Architecte-Voyer met pour condition que les manipulations devront se faire sous des hangars parfaitement clos et munis d'une lanterne d'appel destinée à entraîner au loin les mauvaises odeurs. On conviendra que au loin ne peut s'appliquer, en cas de règne de vents d'ouest ou du sud, qu'à la ville elle-même.

Cependant il exige qu'en aucun cas le pétitionnaire ne puisse recevoir de matières fécales, du sang ou des débris d'animaux en fermentation. On comprend difficilement qu'en l'absence de ces éléments on puisse engendrer beaucoup d'engrais divers.

De sorte que votre Commission, reconnaissant que dans ce chantier il existe des matières fécales et d'autres éléments putrescibles, vous propose d'en demander la suppression.

MM. LEBLANC NEVEUX ET Cie.

Ces Messieurs devant quitter dans quelques mois le chantier qu'ils tenaient de location, ont acheté dans la même rue un terrain où ils viennent d'ériger de très importantes constructions. Ils y ont déjà transporté une grande partie de leur matériel et de leurs marchandises.

Ils déclarent ne pas fabriquer d'engrais et faire venir du dehors ceux qui figurent dans l'en-tête de leurs lettres ; mais dans la même ligne, ils avouent qu'au gré des acheteurs ils font des compositions dans lesquelles il entre, dans de petites proportions, de l'urine et des matières fécales, comme si ce n'était pas là de la pure fabrication.

Du reste, la Commission a constaté dans les deux chantiers l'existence de deux cuves contiguës présentant ensemble une surface de 16 mètres carrés, l'une destinée aux matières solides, l'autre aux urines.

Cette usine apparaît aux yeux de la Commission dans des conditions sensiblement identiques à celle de M. Pillet.

M. l'Architecte-Voyer lui a appliqué, sans aucune modification, le traitement des vidangeurs, que nous avons fait connaître. Donc il en propose l'autorisation à titre de pure tolérance.

Votre Commission vous demande de lui attribuer celui de M. Pillet et, en conséquence, d'en demander la suppression.

MM. DUBOCHET ET Cie.

Nous sommes encore ici en présence d'une usine très importante, dans laquelle le Directeur déclare ne pas employer d'acides ni de matières sujettes à décomposition.

Cependant votre Commission a été frappée des montagnes de tourbe qu'elle y a constatées et elle s'est demandé comment elle pourrait être employée, si ce n'est après avoir absorbé des substances animales.

Du reste, il existe dans le chantier une cuve qui sert en même temps de latrines. A la vérité, elle est de faible dimension.

Il y a là du guano, du noir résidu de raffineries, du sulfate d'ammoniaque, des phosphates minéraux en masses considérables, et, au moment de notre visite, nous avons trouvé, étendue sur une grande surface du vaste chantier, une couche peu épaisse d'engrais fabriqué mise à sécher au soleil.

L'importance de la machinerie de cette usine, appliquée à moudre les diverses substances solides entrant dans la composition des engrais, la grande variété de ceux-ci, l'immense quantité de tourbe, permettent de supposer que là, comme ailleurs, on sait utiliser tous les éléments constitutifs des engrais, au nombre desquels figurent les substances animales putrescibles.

M. l'Architecte-Voyer a donné ici un avis d'autorisation

définitive avec la prescription des mêmes mesures indiquées pour M. Pillet.

Votre Commission vous propose la suppression pure et simple.

MM. AMIAUD FRÈRES.

Ces Messieurs renouvellent la même déclaration que celle de MM. Leblanc neveux, qu'ils ne sont pas fabricants d'engrais.

Mais ici encore nous demandons à quoi peut servir la tourbe amassée dans l'atelier et le contenu d'une cuve d'une surface de 7ᵐ,50 carrés.

Du reste, nous avons rencontré dans un magasin de la lie de vin, réduite en masse compacte, très odorante et sentant fort mauvais..

A côté des noirs de raffinerie, des guanos, de la poudre d'os dégélatinés, des superphosphates, du sulfate d'ammoniaque et de la tourbe déjà mentionnée, ainsi que du contenu de la fosse, on trouve dans le chantier des tas de divers engrais, qui certainement ne sont pas entrés là tout fabriqués.

M. l'Architecte-Voyer propose l'autorisation déjà mentionnée à l'article de M. Pillet.

Mais votre Commission, fidèle à son principe, vous propose de demander la suppression.

M. SAUVESTRE (Emile)

Usine importante et bien tenue, contenant de la tourbe, du charbon de varech, du noir de raffinerie, des phosphates minéraux, des débris de poissons venus de l'Ile-d'Yeu, de l'acide sulfurique pour traiter les phosphates.

Toutes ces substances sont mêlées pour obtenir des engrais divers à titrage variable.

Bien que ne l'ayant pas consigné dans sa déclaration,

M. Sauvestre nous a avoué qu'il reçoit des vidanges pour jailler des tourbes et son charbon de varech ; mais il n'a pas de cuves.

M. l'Architecte-Voyer propose de le traiter comme le précédent.

Votre Commission, tout en reconnaissant que le dépôt et même la manipulation de certaines substances telles que la tourbe, le charbon de varech, les phosphates minéraux, l'acide sulfurique ne sauraient être nuisibles moyennant certaines précautions, est obligée de vous demander de proposer la suppression de ce chantier, à cause du jaillage de la tourbe, des engrais de poissons qui y sont annexés, ainsi que du dépôt en masse considérable du noir de raffinerie et des engrais fabriqués.

MM. PRETCEILLE ET JOUAN.

Chantier moins important, dans lequel il y a de la tourbe, du noir de raffinerie, de la poudre d'os dégélatinés, des superphosphates minéraux préparés au dehors.

On traite la poudre d'os par l'acide sulfurique, et on jaille la tourbe avec des vidanges venues du dehors et employées dès leur arrivée.

Il y a encore des sulfates d'ammoniaque, des nitrates de potasse, de soude, pour le tout être mélangé et faire des engrais divers.

Mêmes conclusions de M. l'Architecte-Voyer et de votre Commission que pour le précédent.

M. BLONDEL.

Tourbe, charbon de goëmon, noirs de raffineries, guanos, charrées, phosphates fossiles, sang en barriques, urine en barriques, n'a pas de cuve, mais reçoit des vidanges pour jailler la tourbe et le goëmon.

Mêmes conclusions que pour le précédent.

MM. AVRIL ET Cie.

Etablissement considérable et fort bien tenu.

Tourbe, noirs de raffineries, phosphates fossiles, sulfate d'ammoniaque. Cuve dans une cour particulière recevant des vidanges.

Une cour immense est complètement occupée par des masses considérables d'engrais préparés, laissant entre eux des espaces peu larges. Des magasins très vastes contiennent aussi des engrais.

Malgré l'état de propreté de cette usine et bien qu'on n'y exécutât aucun travail au moment de notre visite, et que l'air fût sec et soufflant du nord, on percevait dans la cour une odeur intense de matières animales en fermentation.

M. l'Architecte-Voyer propose, en la faveur de cette usine, la même autorisation que pour celle de M. Pillet.

Votre Commission ne peut que vous engager à demander sa suppression.

M. VIVIER.

Etablissement couvert et en magasins divisés, contenant de la tourbe, du guano, des noirs de raffineries françaises et anglaises, phosphates fossiles. Cuve spacieuse contenant des vidanges.

Le jaillage s'opère dans un atelier couvert aspectant sur le quai du bras de la Loire.

M. l'Architecte-Voyer émet l'avis de l'autorisation définitive aux conditions déjà indiquées, avec défense de recevoir des vidanges, que l'industriel déclare employer et sans lesquelles son commerce ne saurait marcher.

Votre Commission n'hésite pas à vous demander de proposer la suppression, basée sur la présence de la cuve aux vidanges et le jaillage de la tourbe.

M. LE SÉNÉCHAL.

Chantier contenant de la tourbe, des phosphates fossiles, noirs de raffineries, poudre d'os dégélatinés ou non, guano, sulfate d'ammoniaque, acide sulfurique en touries.

Il n'y a pas de cuve, mais on y jaille la tourbe avec des vidanges fournies par les vidangeurs et employées au fur et à mesure de leur entrée.

Le chantier, en outre des matières premières ci-dessus, comprend les engrais fabriqués en tas ; le traitement par l'acide sulfurique des phosphates fossiles et de la poudre d'os s'opère sous le hangar ouvert d'un côté.

M. l'Architecte-Voyer applique à cet industriel le même régime qu'aux vidangeurs, en proposant l'autorisation de pure tolérance.

Votre Commission vous propose de demander la suppression pure et simple, à cause du jaillage de la tourbe.

M. ROUCHE.

Tourbe, phosphates minéraux, guanos, noirs, sulfate d'ammoniaque, acide sulfurique, sang, poils, résidus de corroirie, déchets de suiferies, superphosphatage, engrais préparés en magasin.

M. l'Architecte-Voyer propose l'autorisation en prescrivant que les matières animales soient tenues enfermées dans des vases hermétiquement clos et qu'elles soient désinfectées au moment de leur emploi, réservant à M. le Maire le droit de fermer, par un arrêté, l'établissement, si ces matières en putréfaction donnaient lieu à des réclamations et sur un simple avis du commissaire de police.

On voit ici une formule nouvelle et différente des deux, que nous avons déjà mentionnées, sans qu'elle semble tenir meilleur compte des exigences de la législation.

Votre Commission se trouve encore ici dans l'obligation de vous proposer de demander la suppression de cette usine, à cause des matières putrescibles qui y sont reçues et manipulées.

M. DEJOIE FILS.

Noirs de raffineries, guano, phosphates moulus, phospho-guano, charrées, sang sec destiné à être mélangé avec le noir. La Commission a trouvé là une cuve qui lui a paru suspecte ; mais elle ne contient pas de matières fécales.

Du reste, il n'existe dans l'établissement aucune trace de tourbe, ni d'autres substances exclusivement absorbantes, ce qui semble indiquer qu'on n'y manipule pas de substances organiques putrescibles.

M. l'Architecte-Voyer propose l'autorisation deuxième modèle.

Votre Commission voit là un dépôt d'engrais, qui, s'il devait toujours rester dans les mêmes conditions et surtout ne jamais recevoir des matières putrescibles, pourrait être l'objet d'une autorisation temporaire, mais révocable, au cas où les opérations qui s'y pratiquent acquerraient de l'extension ou bien si les habitants qui s'établiraient dans le voisinage, devaient en être incommodés, conditions auxquelles le pétitionnaire devrait se soumettre, sans pouvoir soulever la prétention de se déclarer lésé, dans la circonstance où l'Administration se verrait contrainte de lui retirer l'autorisation.

M. DESMAS.

Ici il existe seulement du guano, du noir de raffinerie, des phosphates fossiles, de l'acide sulfurique pour superphosphater ces derniers. Les sacs vidés de guano sont lavés dans une petite masse d'eau, qui est ensuite absorbée par le noir, lequel, mêlé au guano, constitue des phospho-guanos à des titres divers.

M. l'Architecte-Voyer lui applique l'autorisation suivant la deuxième formule. Votre Commission pense que cet industriel devrait jouir des mêmes avantages et aux mêmes conditions que M. Dejoie fils.

MM. TALVANDE FRÈRES.

Ont, dans un immense magasin clos de murs, un dépôt de noir de raffinerie et de houille. Le noir ne subit aucune manipulation et n'étant pas exposé à la pluie, ne contracte pas d'humidité et conséquemment est peu sujet à fermenter. Dans l'intérieur du magasin même, à la vérité peu encombré au moment de notre visite, on ne perçoit qu'une très faible odeur.

Les mêmes industriels ont, dans un autre local, également bien clos, un dépôt de guano en sacs qui ne donne pas d'odeur sensible au dehors.

M. l'Architecte-Voyer propose l'autorisation deuxième formule.

Votre Commission vous propose d'en accorder une temporaire révocable dans le cas où l'Administration constaterait que ce dépôt deviendrait un danger pour l'hygiène publique.

M. BOURGEOIS JEUNE.

Ici nous trouvons, dans un magasin bien clos, des barriques au nombre d'une quarantaine remplies de sang provenant de l'abattoir de Nantes et de celui d'Angers. Celui de cette dernière provenance doit être soumis à un fouettage dans une cuve ouverte par le haut et dont l'intérieur est traversé par un agitateur mu par une petite machine à vapeur.

Ce sang est livré aux raffineries et en faible proportion à l'usine Goudolo.

Ce qui excède les besoins de ces industries est coagulé à

l'aide du persulfate de fer et ensuite étendu au soleil, dans la cour, en une couche mince, pour y être séché.

Cet établissement, surtout à cause de cette dernière opération, répand beaucoup d'odeur : celle-ci doit encore se faire sentir davantage par les grandes chaleurs.

M. l'Architecte-Voyer lui applique l'autorisation selon la troisième formule, ne distinguant pas cette industrie de celle de M. Rouche, à laquelle il a appliqué les mêmes prescriptions.

Votre Commission vous propose d'en demander la suppression.

Il nous reste à vous parler de l'usine Gondolo et de celle de MM. Pilon frères.

Dans la première, d'une grande importance très confortablement installée, on traite le bois de chêne et celui de châtaignier préalablement décortiqués. Réduits en pâte à l'aide d'un puissant mécanisme, celle-ci est plongée dans une cuve d'eau bouillante où elle reste en décoction pendant trois heures. Le liquide chargé de tannin est ensuite dirigé dans une autre cuve, où il subit la clarification à l'aide du sang apporté frais chaque matin et dont le débit journalier ne dépasse pas deux barriques. Ce sang précipité au fond de la cuve entraîne un peu de tannin de nature à en empêcher la putréfaction. Le liquide ainsi clarifié passe dans des appareils qui lui font subir une forte condensation.

Certes, votre Commission ne voit là rien de nuisible à l'hygiène et elle se demande dans quelle classe doit être rangée cette industrie.

L'eau de condensation qui est versée incessamment dans le canal n'a que sa couleur naturelle.

Mais il est évident que celle qui résulte du lavage des appareils doit être légèrement colorée, sans cependant que votre Commission suppose qu'elle soit sensiblement nocive. Rien de mieux que d'exiger, comme le proposent MM. l'Adjoint et l'Architecte-Voyer, d'obliger qu'elle soit amenée par un conduit spécial jusqu'au courant de la Loire.

Sous le bénéfice de ces observations, la Commission vous demande de proposer l'autorisation.

MM. PILON FRÈRES.

Les propriétaires de cette usine se trouvent dans des conditions toutes particulières.

Par une première décision, rendue dans les formes légales, en 1863, ils ont été autorisés à carboniser les os et à torréfier la corne.

Par une seconde décision également en formes rendue le 23 septembre 1880, ils ont été autorisés à fabriquer l'acide sulfurique.

Cette dernière fabrication est en pleine activité et dans une situation légale, les prescriptions imposées par l'arrêté d'autorisation étant très exactement observées.

D'ailleurs il n'est pas impossible que les usines de vidangeurs placées dans le voisinage de l'usine Pilon et dont les odeurs se perçoivent très intenses dans la cour de cette dernière, ne soient les coupables des reproches qu'on adresse à celle-ci, dans laquelle il n'y a rien qui puisse en provoquer de la nature de celles qu'exhale la vidange.

Du reste, ce n'est qu'après mur examen que le Conseil donna un avis favorable à l'autorisation de cette industrie, et il lui paraît que si une mesure aussi grave que celle de sa suppression devait être prise, ce ne pourrait être qu'après un examen approfondi de toutes les conditions dans lesquelles elle fonctionne. A cet égard tout jugement doit être ajourné, jusqu'au jour où le quartier purgé de toutes ces infections et l'usine Pilon restée isolée, celle-ci serait reconnue un danger pour l'hygiène.

Mais on n'y pratique plus la carbonisation des os, ni la

torréfaction de la corne, ce dont il faut prendre acte, toute interruption prolongée dans la marche d'une usine pouvant donner lieu à un refus de la laisser reprendre son activité.

Toutefois, on ne fait pas que de l'acide sulfurique chez MM. Pilon. Ils y reçoivent de la poudre d'os sèche, des nitrates de potasse et de soude, du sulfate d'ammoniaque, du chlorure de potassium, pour servir à des mélanges divers.

En outre, la poudre d'os est traitée par l'acide sulfurique, afin de rendre le phosphate acide.

Mais cette opération se pratique à l'aide d'un appareil ingénieusement combiné qui oblige toutes les vapeurs produites à gagner la grande cheminée qui ne les verse dans l'atmosphère qu'à une hauteur de 30 mètres.

En outre, il est possible qu'au moment de leur mélange les matières minérales ci-dessus indiquées laissent dégager des vapeurs nitreuses incommodantes dans l'atelier même, mais dont l'influence ne doit pas se faire sentir loin au dehors.

M. l'Architecte-Voyer a donné un avis favorable pour l'autorisation.

Votre Commission vous propose qu'il soit décerné acte à MM. Pilon de leur déclaration qu'ils ont cessé de carboniser les os et de torréfier la corne et de donner un avis favorable à l'autorisation du mélange des substances ci-dessus mentionnées et au superphosphatage de la poudre d'os par l'acide sulfurique, sous réserve expresse que si, pour des motifs quelconques, ces deux opérations devenaient un danger, au point de vue de la salubrité ou de la commodité, elle pourrait être retirée.

XII.

En résumé, votre Commission considère que parmi les pétitionnaires, les uns ne pratiquent que des opérations qui doivent être absolument proscrites de la prairie au Duc et qu'en conséquence il importe de les en éloigner le plus tôt possible, tels sont :

MM. Page, dépôt et manipulation de vidanges, fabrique de sulfate d'ammoniaque.

Leroy,   id.   id.

Hémion frères, id.   id.

Verset,   id.   id.

Bourgeois, dépôt et manipulation de sang.

Bruguières et Clémenceau , usine de fabrication

d'engrais animaux.

Ensuite apparaît une seconde série de fabricants et dépositaires d'engrais de toute sorte, qui, la plupart, ont des cuves pour conserver les matières de vidange, et chez lesquels on rencontre des matières dont le dépôt et la manipulation ne sont pas de nature à nuire à l'hygiène, et d'autres matières dont le dépôt et la manipulation constituent au contraire un véritable danger.

Pour cette série d'industriels, votre Commission reconnaît que s'il était possible de séparer ces diverses conditions, il y aurait lieu de rechercher dans quelle mesure il pourrait être accordé à quelques-uns au moins une autorisation pour les dépôts et manipulation des substances qui ne sont pas nuisibles ou qui le sont peu. Mais comme la demande d'autorisation n'indique de la part des pétitionnaires aucune déclaration sur les modifications qu'ils seraient disposés à apporter à l'état actuel de leurs usines, votre Commission a conclu au refus de l'autorisation pour toutes celles dans lesquelles se trouvent des substances qui doivent être absolument proscrites.

Ici cependant votre Commission vous propose de distinguer les établissements qui, par la variété des substances traitées et par leur grande étendue, méritent d'être signalés en première ligne comme concourant pour une grande part à l'insalubrité du quartier : MM. Pillet, Leblanc neveu, Dubochet, Amiaud frères, Avril, Vivier ; viennent ensuite ceux où les opérations insalubres ont moins de variété et d'importance : MM. Emile Sauvestre, Pretceille et Jouan, Blondel, Le Sénéchal, Rouche ; et enfin ceux dans lesquels il n'entre pas de matières animales putrescibles et pour lesquels il pourrait dès maintenant être accordé une autorisation révocable dès que les opérations y prendraient une plus grande extension ou que les nouvelles habitations créées dans le voisinage en seraient incommodées : MM. Dejoie fils, Desmas et Talvande.

Toutefois, en ce qui concerne M. Desmas, qui acidifie les phosphates, il devrait lui être prescrit de ne pratiquer cette opération que dans un appareil clos et disposé de manière à diriger les vapeurs produites dans une cheminée de 15 mètres de hauteur.

Avril 1885.

Nantes, Imp. de Mme ve Camille Mellinet, pl. du Pilori, 5. — L. Mellinet et Cie, succrs.

www.ingramcontent.com/pod-product-compliance
Lightning Source LLC
Chambersburg PA
CBHW051317060726
47596CB00004B/1352